BEI GRIN MACHT SICH IHR WISSEN BEZAHLT

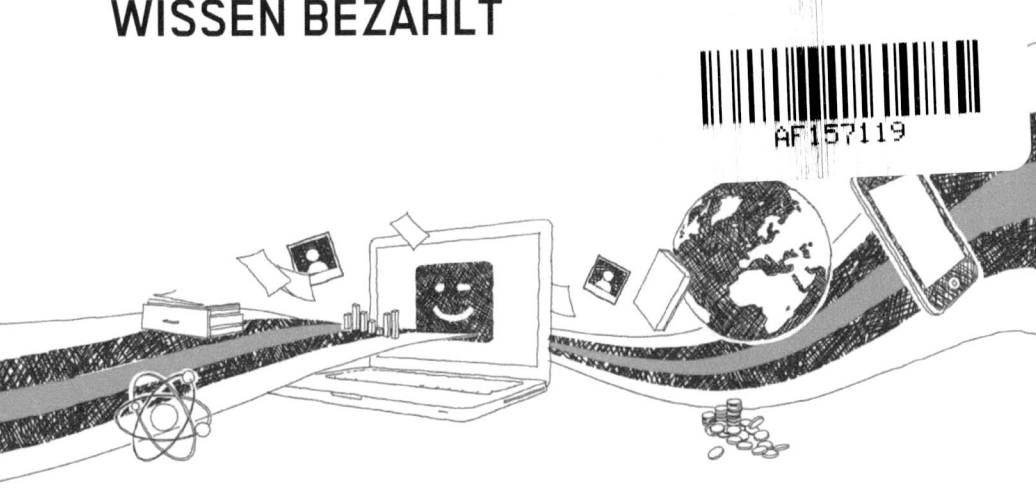

Bernd Hoffmann

Burnout und Coping

GRIN Verlag

Bibliografische Information der Deutschen Nationalbibliothek:

Die Deutsche Bibliothek verzeichnet diese Publikation in der Deutschen National-
bibliografie; detaillierte bibliografische Daten sind im Internet über http://dnb.d-
nb.de/ abrufbar.

Dieses Werk sowie alle darin enthaltenen einzelnen Beiträge und Abbildungen
sind urheberrechtlich geschützt. Jede Verwertung, die nicht ausdrücklich vom
Urheberrechtsschutz zugelassen ist, bedarf der vorherigen Zustimmung des Verla-
ges. Das gilt insbesondere für Vervielfältigungen, Bearbeitungen, Übersetzungen,
Mikroverfilmungen, Auswertungen durch Datenbanken und für die Einspeicherung
und Verarbeitung in elektronische Systeme. Alle Rechte, auch die des auszugsweisen
Nachdrucks, der fotomechanischen Wiedergabe (einschließlich Mikrokopie) sowie
der Auswertung durch Datenbanken oder ähnliche Einrichtungen, vorbehalten.

Impressum:

Copyright © 2013 GRIN Verlag GmbH
Druck und Bindung: Books on Demand GmbH, Norderstedt Germany
ISBN: 978-3-656-58658-6

Inhalt

Exzerpt zum Artikel:

Die Studie untersuchte die Arbeitsbelastungen, Burnout, Gesundheit und Coping bei examinierten, weiblichen Pflegekräften in zwei Bundesländern Österreichs, Wien und Kärnten. Die Wichtigkeit sich dem Thema Pflege im Allgemeinen und stationäre Altenpflege im Besonderen zu widmen entstand dadurch, dass die über 80 Jahre alten Menschen sich innerhalb der nächsten drei Jahrzehnte verdreifachen werden.

Dieser Zustand wird durch die Abnahme von sozialen Netzen, die in der Studie mit dem Rückgang des Töchterpflegepotenzials beschrieben wird, noch verschärft. Dies führt dazu, dass Pflegekräfte sich zu einer stark nachgefragten Berufsgruppe etablieren werden.

Allerdings lassen Faktoren, wie die langen Arbeitszeiten, mangelndes Personal und ungenügende Zeit für pflegerische Tätigkeiten Stress und Hektik im Pflegeheimalltag aufkommen.

Ein weiterer großer Stressfaktor für die Pflegekräfte ist das Verhalten der Bewohner. Am schwierigsten fällt der Umgang mit aggressiven Bewohnern die kaum Kontrolle über ihr gelebtes Verhalten haben.

Bei der Studie wurden nun folgende Frage in den Fokus gestellt:

Existieren bundesländer- und altersspezifischen Unterschieden in den Arbeitsbelastungen?

Wie beurteilen die Pflegekräfte ihren Gesundheitszustand?

Warum wurde der Arbeitsplatz der stationären Altenpflege gewählt?

Es wurde auch die Beobachtung gemacht, dass sich 23 % der Befragten am oberen Ende der Subskale der emotionalen Erschöpfung befinden. 22 % der Befragten beklagten sich über Anregungsarme Arbeitsinhalte. Wobei hier trotz dessen festzustellen ist, dass 62 % Studienteilnehmerinnen ihren Gesundheitszustand als gut bis sehr gut beurteilten.

In beiden Bundesländern gleich ist, dass neben den Arbeitsbelastungen, die auf Platz 1 der Stressoren stehen, auf Platz 2 die Belastungen durch Bewohner und die Beanspruchung durch Angehörigen und Tabuthemen anzuführen.

Bei den Motiven der Berufswahl im Pflegebereich gibt es zwischen den beiden Bundesländern Unterschiede und Gemeinsamkeiten.

In Kärnten finden ökonomische Gründe Eingang in die Top 5 der Berufswahlmotive. In Wien ist es eher die Berufung. Gemeinsam ist beiden Bundesländern, dass prosoziale Motive die Wahl des Berufs dominieren.

Grundsätzlich kann festgestellt werden, dass es sich bei examinierten Pflegekräften um eine hoch belastete Berufsgruppe handelt, die unter den eingangs beschriebenen Rahmenbedingungen ihres Arbeitsalltags leiden.

Als Bewältigungsmaßnahme wir die defensive Copingstrategie gewählt, die des reaktiven Abschirmens aber auch Sport, familiäre Kontakte und Lesen.

Die Ergebnisse der Studie weisen drauf hin, dass hier Veränderungsbedarf in der stationären Altenpflege besteht. Dies muss durch Empowerment auf persönlicher, institutioneller und politischer Ebene erfolgen

Einleitung:

„Ich bin so oft müde!" „Ich fühle mich ausgebrannt!" oder „Ich kann nicht mehr!" Dies sind Aussagen, die man im Arbeitsalltag von Pflegeeinrichtungen immer öfter hört. Dabei könnte es sich um Symptome des Burnoutsyndroms handeln.

Doch was ist das Burnoutsyndrom? Wodurch wird es verursacht? Und was sind die Möglichkeiten dem entgegenzuwirken?

Diese Fragestellungen werden im weiteren Verlauf dieser Arbeit behandelt.

Hauptteil:

„Herr Müller nervt schon wieder!" Diese Reaktion vom ehemals sehr engagierten Mitarbeiter Thomas M. zu hören hat mich sehr überrascht. Der Mitarbeiter wurde zunehmend im Arbeitsalltag zynischer. Ich fragte mich, woher diese Verhaltensänderung kommt. Gleichzeitig wurden vom besagten Mitarbeiter immer öfter Sätze gesagt wie: „Ich kann nicht mehr richtig schlafen und bin den ganzen Tag nur noch müde!" Auf der einen Seite könnte es sich, um durch die von Personalmangel und dadurch entstehenden Zeitdruck empfundene Mehrbelastung handeln. Oder auf die im Pflegebereich oftmals auftretende Burnoutsymptomatik auf die im folgenden Verlauf näher eingegangen wird.

Analyse der Situation:

Burnout ist ein »Syndrom, das bei professionellen Helfern als Folge von Überlastung auftritt, u. a. gekennzeichnet durch die emotionale Erschöpfung, Dehumanisierung (zynisch abwertende Haltung gegenüber dem Hilfesuchenden) und das Gefühl, der beruflichen Aufgabe nicht mehr gewachsen zu sein.«[1]

Cherniss definiert Burnout als: „ein Prozess, in dem sich ein ursprünglich

---

[1] Dorsch, 14. Auflage 2004, S. 157

engagierter Mitarbeiter von seiner Arbeit zurück zieht, als Reaktion auf Beanspruchung und Belastung im Beruf"[2.]

Im Folgenden wird eine Tabelle (Abb.1) dargestellt, die illustriert, wie sehr der Gesundheitsbereich im Verhältnis zu anderen Bereichen von dem Burnoutsymptomatik betroffen ist:

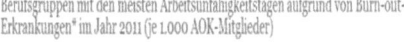

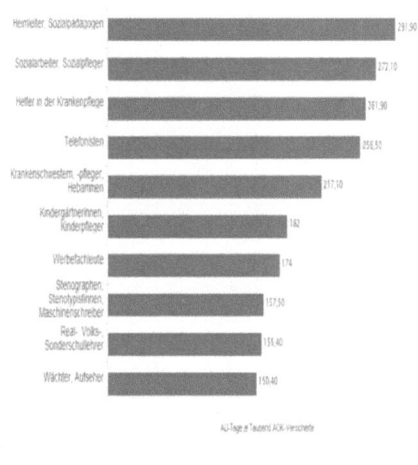

Quelle: Mikrozensus 1998 und telefonische Befragung 2000 (n = 419)

Abbildung 1: Berufsgruppen mit den meisten Arbeitsunfähigkeitstagen aufgrund von Burnouterkrankungen im Jahre 2011.

Die Tabelle illustriert den beschriebenen Sachverhalt noch einmal deutlich. Aber

---

[2] Knorr, M.; Lay, W. (2011): Arbeitsgestaltung in der Pflege. Studienbrief 4: Stress und Burnout. Studienbrief der HFH Hamburger Fern-Hochschule

was ist beim Pflegeberuf im Vergleich zu anderen Berufen anders und um welche Belastungen handelt es sich im Pflegeberuf, die im Laufe der Zeit aus einem engagierten Mitarbeiter einen ausgebrannten Mitarbeiter machen?

Ursachen der Burnoutsymptomatik:

„Das Personal ist im Pflegeberuf, unter anderem durch Schicht– und Wochenendarbeit und durch die Konfrontation mit schweren menschlichen Schicksalen, erheblichen Belastungen ausgesetzt." [3]

Doch auch andere Berufsgruppen arbeiten im Schicht- und Wochenendarbeit (Polizeibeamte, Feuerwehrleute, etc.) und trotzdem ist die Burnoutrate im Pflegeberuf höher. Gibt es also noch andere Ursachen, die dafür verantwortlich sind, dass im Pflegeberuf die Burnoutrate so hoch ist?

Eine Möglichkeit könnte folgender Ansatz sein: „Das Burnoutsyndrom ist längst keine Krankheit mehr von Managern, sondern findet sich heutzutage überall in der Gesellschaft wieder. Vor allem zielgerichtetes Mobbing führt oft zu schwerwiegenden Erkrankungen und nicht zuletzt auch zum Burnoutsyndrom." [4]

Mobbing:

Diese Antowort lässt den Schluss zu, dass Mobbing auch eine Ursache für das Burnoutsyndrom ist. Es stellt sich daher die Frage, wie stark der Pflegebereich von Mobbing betroffen ist.

Der Begriff Mobbing »umschreibt negative kommunikative Handlungen, die von

---

[3] DAK Presse Server (28.1.2003) Machen Pflegeberufe psychisch Krank?

http://www.presse.dak.de/ps.nsf/Show/56A8699014FE5E13C1256CBB00540DA1/$File/030128_Psych.Pfleg eberufe_I.pdf [Stand 24.10.2013]

[4] experto.de: Durch Mobbing zum Burnout-Syndrom: Schützen Sie sich! (2009)

http://www.experto.de/b2c/bildung-karriere/arbeit-beruf/durch-mobbing-zum-burnout-syndrom-schuetzen-sie-sich.html [25.10.2013]

einer oder mehreren Personen gegen eine Person gerichtet sind. Von M. wird nur dann gesprochen, wenn Beleidigungen Gehässigkeiten oder Ignorieren über einen längeren Zeitraum andauern. «[5]

Es folgt im weiteren Verlauf eine Tabelle der Bundesanstalt für Arbeitsschutz und Arbeitsmedizin (Abb. 2). Dort ist ersichtlich welche Berufsgruppen von Mobbing betroffen sind und in welchem Ausmaß dies geschieht.

In der Schriftenreihe der Bundesanstalt für Arbeitsschutz und Arbeitsmedizin findet sich der »Mobbingreport «. Aus diesem ergibt sich durch Studien, die sich ausschließlich auf ausgewählte Arbeitsbereiche und spektakuläre Fälle bezogen haben, der Eindruck, dass einige Berufsgruppen besonders stark vom Mobbing betroffen seien. Von besonderem Interesse ist deshalb die Verteilung des Mobbingrisikos nach Berufsgruppen. Die Berufsgruppen, für die aussagekräftige Abweichung von der durchschnittlichen Mobbingrate zu erkennen sind, sind in den folgenden Tabellen aufgeführt.

Neben der Bezeichnung der Berufsgruppe wird in der zweiten Spalte ihr Anteil an allen erwerbstätigen laut Mikrozensus (1998) wiedergegeben. In der dritten Spalte ist der Anteil an der Mobbingbetroffenen aufgeführt. Zur besseren Einschätzung der Größe des Risikos wurde als »Mobbing-Risiko-Faktor« ein Quotient eingeführt, der den Anteil der Mobbingfälle aus einer Berufsgruppe in Relation zu dem Anteil der Beschäftigten in der Berufsgruppe (laut Mikrozensus) stellt. Er gibt den Multiplikator im Verhältnis zum durchschnittlichen Mobbingrisiko an.[6]

---

[5] Dorsch, 14. Auflage 2004, S. 607

[6] Schriftenreihe der Bundesarbeit steil für Arbeitsschutz und Arbeitsmedizin. Der Mobbingreport. Eine Repräsentativstudie für die Bundesrepublik Deutschland. Seite 29-31.

Berufsgruppe	Mikrozensus (%)	Mobbing Fälle (%)	Mobbing Risikofaktor
Soziale Berufe	2,45	6,93	2,8
Verkaufs personal	2,83	5,64	2,0
Bank-, Bausparkassen-, Versicherungsfachleute	2,02	3,97	2,0
Techniker/Technikerinnen	1,32	2,38	1,8
Übrige Gesundheitsberufe	4,10	6,50	1,6
Rechnungskaufleute, Informatiker/Informatikerinnen	2,48	3,75	1,5
Büroberufe, kaufmännische Angestellte	13,22	17,55	1,3

Quelle: Mikrozensus 1998 und telefonische Befragung 2000 (n = 419)

Abbildung 2: Verteilung des Mobbingrisikos nach Berufsgruppen (tabellarisch)

Aus der obigen Tabelle[7] ergibt sich folgendes Balkendiagramm, das in der Darstellung dem aufsteigenden Mobbingrisikofaktor folgt. Aus dem Diagramm ist sehr deutlich zu sehen, dass es bei den Gesundheitsberufen und sozialen Berufen Mobbingfälle gehäuft vorkommen:

---

[7] Meschkutat, B.; Stackelbeck, M.; Langehoff, G.; (2002) „Der Mobbing Report". Bundesanstalt für Arbeitsschutz und Arbeitsmedizin. 29-30

Hoffmann, Bernd

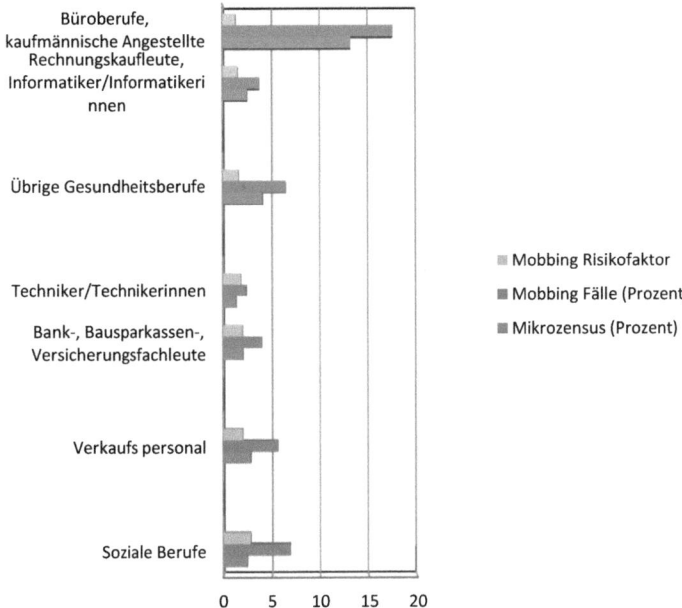

Abbildung 3: Verteilung des Mobbingrisikos nach Berufsgruppen (Diagramm)

Die Interpretation der obigen Darstellung (Abb. 3) ergibt, dass die sozialen Berufe wie Sozialarbeiter und Erzieher einem 2,8 fachen Mobbingrisiko ausgesetzt sind. Das ist schon bemerkenswert, betrachtet man die Büroberufe und die kaufmännischen Angestellten die nicht einmal die Hälfte dieses Risikos tragen, ihr Risiko beträgt 1,3 %.

Hier ist ersichtlich, dass Soziale- bzw. Gesundheitsberuf stark mit der Mobbing problematik zu tun haben.

Schlussfolgerung der Situationsanalyse:

Es ist nun zu bemerken, dass der Pflegeberuf im Vergleich zu anderen Berufen eine höhere Burnoutrate aufweist, höheren Belastungen ausgesetzt ist und stark von Mobbing betroffen ist

Jetzt stellt sich die eingangs erwähnte Frage: Was sind die Möglichkeiten dem entgegenzuwirken?

Coping:

Coping ist eine Bezeichnung »für eine Vielzahl von Strategien und Verhaltensweisen der Auseinandersetzung mit Stressoren und belastenden Situationen«.[8] Zunächst ist es hier wichtig sich mit dem Thema Burnout seitens der Arbeitnehmer und Arbeitgeber auseinander zu setzten und eine Sensibilität für die Symptome des Burnouts zu entwickeln, so dass, wenn sie auftreten, man diese auch zuordnen kann. Wichtig ist hier zu wissen, welche Symptome bei Burnout auftreten. Hierzu findet sich im Anhang eine Grafik der Burnoutsymptomatik nach Burisch.

Schicht- und Wochenendarbeitseinsatz:

Ein weiterer wichtiger Punkt ist die oftmals beschriebene hohe Belastung im Pflegebereich, die einerseits durch den Schicht- und Wochenendarbeitseinsatz und noch viel mehr durch die hohe psychische Belastung auftritt.
Zum Schichtdienst ist zu sagen, dass sich hier ein Rhythmus einpendeln sollte. Dazu sagt Arbeitszeitexpertin Ulrike Hellert: „Am besten ist es so: Zwei Früh-, zwei Spät-, zwei Nachtschichten und dann zwei Tage frei. Diesen Rhythmus nennt man den 'Vorwärtswechsel'"[9]

---

[8] Dorsch, 14. Auflage 2004, S. 175

[9] Ulrike Hellert (10.07.12): Schichtarbeit: Tipps für den richtigen Rhythmus.
http://www.berlin.de/special/jobs-und-ausbildung/bewerbung-und-arbeit/karriere/2602168-999401-

Entschärfung der psychischen Belastung:

Weiterbildung

Bei den beschriebenen psychisch hohen Belastungen durch die Arbeit mit den Patienten empfiehlt sich der von Margit Schatz vorgeschlagene Weg. „ Ein (...) wichtiger Punkt in der Bewältigung ist die Weiterbildung. Der Pflegeberuf ist in hohem Maße ein kommunikativer Beruf. Die Pflegepersonen sind mit schwierigen Begegnungen mit Patienten, Angehörigen, Ärzten, anderen Berufsgruppen oder Teamkollegen konfrontiert. Aufgrund dessen, werden eine Reihe von Kursen und Trainings zur Förderung der Beziehungs- und Kommunikationsfähigkeit angeboten. Hier kann man wohl am besten den richtigen Umgang mit schwierigen Patienten- oder Angehörigengesprächen erlernen." [10]

Sport

Aber auch Sport könnte eine hemmende Wirkung bei Burnout haben wie Ulrich Schübel vom Berufsverband Deutscher Psychologinnen und Psychologen sagt: "Arbeitnehmer können sich vor einem Burnout schützen, indem sie darauf achten, regelmäßig Sport zu machen (…) Der Sport helfe dabei, Arbeitsstress abzubauen und sich gesund zu halten." [11]

"Wehret den Anfängen."

Nun folgt eine weitere nicht zu unterschätzender Ursache für die hohe Burnoutrate im Pflegeberuf: Das Mobbing.

Hier gibt es nicht „den einen" Lösungsweg, sondern mehrere, da es sich hier um ein sehr diffiziles Thema handelt mit verschiedenen Ursachen und dementsprechend auch verschiedenen Lösungswegen. Exemplarisch, um den Rahmen dieser Hausarbeit nicht zu sprengen, soll hier der Ansatz von

---

schichtarbeit-tipps-fuer-den-richtigen-a.html [26.10.2013]

[10] Marigt Schatz (5.2021): Belastungen im Pflegeberuf – Die „Krankenschwester" als potentieller Patient. http://www.rudolfinerhaus.at/fileadmin/media/5_Pflegebildung/Schule/FBA/Schatz_Margit_2010.pdf [26.10.2013]

[11] Die Welt (2012): Sport und gute Chefs – was bei Burnout hilft. 6.7.12 http://www.welt.de/gesundheit/psychologie/article107923314/Sport-und-gute-Chefs-was-bei-Burnout-hilft.html

Fachanwältin Erika Schreiber einen Lösungsvorschlag darbieten: "Wehret den Anfängen." Betroffene sollten nicht darauf warten, dass sich die Situation von allein auflöse, sondern Hilfe suchen bei Frauenvertretungen, Betriebs- und Personalräten, Gewerkschaften und Anwälten. "Kurzum: raus aus der Mobbing-Opferrolle!"[12]

Konkrete Fragen zu Lösungsvorschlägen:

Zeitdruck

Es ergeben sich nun abschließend die Fragen wie sich die Gestaltungen der Arbeitsbedingungen im Einzelnen abspielen, wie z.b. speziell durch Prozessmanagement der enorme Zeitdruck abgesenkt werden kann.

Personalmangel

Des Weiteren stellt sich die Frage ob dem chronischen Personalmangel nicht nur institutionell sonder auch politisch entgegengewirkt werden soll will heißen ob nicht ausländischen Arbeitnehmern ihr Abgeschlossenes Krankenpflegeexamen anerkannt oder zumindest die Hürde des Berufseinstiegs in Deutschland nicht verringert werden kann.

Schlussfolgerung und persönliche Stellungnahme:

Persönlich Stellung zu der Diskussion möchte ich dadurch beziehen, als dass ich sagen kann, dass Pflegeberufe in Deutschland für Arbeitnehmer im Allgemeinen und vor allem junge Menschen im Speziellen absolut unattraktiv geworden sind. Die Zahlen von Burnouts in der Pflege die immer wieder vorgelegt werden spiegeln in meinen Augen nur die Ohnmacht der Politik und der einzelnen Gesundheitsinstitutionen wider.

Es ist ein Kampf an zwei Fronten der geführt wird. Auf der einen Seite ist die am

---

[12] Spiegel online (02.04.2012): Mobbing am Arbeitsplatz Du Opfer. http://www.spiegel.de/karriere/berufsleben/was-tun-gegen-mobbing-am-arbeitsplatz-a-824793.html [26.10.2013]

stärksten wachsende Bevölkerungsschicht in Deutschland die 80-95 Jährigen, was heißt dass die Menschen, die die Dienstleistung der Pflege potentiell in Anspruch nehmen müssen, ständig steigt und auf der anderen Seite ergreifen immer weniger Menschen den Beruf der Kranken- bzw. Altenpflege. Was bspw. dadurch zu begründen ist, dass Pflegekräfte im Vergleich zu anderen Berufsgruppen schlechter Verdienen, schlechtere Arbeitsbedingungen (Wochenendschichten und drei Schichtsystem) haben und ein weniger hohes Ansehen in der Bevölkerung genießen. Dieser Quotient aus hohem Arbeitsaufkommen und niedriger Mitarbeiterzahl sorgt für das ausbrennen derer die den Beruf trotz widrigen Bedingungen ergreifen.

Schlussteil:

Festzuhalten ist, dass die Burnoutsymptomatik ein überregionales Problem in Pflegeberufen ist. Hervorgerufen wird sie durch zum Beispiel hohes Arbeitsaufkommen, Personalmangel, Zeitdruck als auch psychosoziale Komponenten wie zum Beispiel Mobbing. Aus der Studie geht hervor, dass junge Arbeitnehmer stärker betroffen sind als ältere. Schlussfolgerungen aus dem Text ergeben, dass es sich beim Pflegeberuf um eine Berufsgruppe handelt die unter hoher Belastung steht. Die Belastungen werden sich im Hinblick auf Arbeitsaufkommen in den nächsten Jahrzehnten nicht verringern. Hier ist die Politik gefragt die das heutige und zukünftige Pflegepersonal entweder durch gesetzliche Regelungen entlastet und/oder durch bessere Arbeitsbedingungen den Beruf für Arbeitnehmer und junge Menschen attraktiver macht.

Der Burnoutprozess:

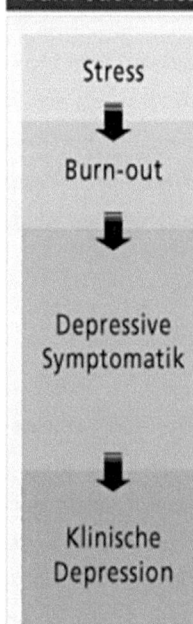

Burn-out-Prozess

Stress

⬇

Burn-out

⬇

Depressive Symptomatik

⬇

Klinische Depression

1. *Erste Warnzeichen:*
   Gesteigerter Einsatz für Ziele, Zunahme der Überstunden, Erschöpfung oder vegetative Überreaktion

2. *Reduziertes Engagement:*
   Reduzierte soziale Interaktion, negative Einstellung zur Arbeit, Konzentration auf eigenen Nutzen

3. *Emotionale Reaktionen:*
   Insuffizienzgefühle, Pessimismus, Leere, Hoffnungslosigkeit, Energiemangel, Gefühl von Hilflosigkeit, Schuldzuschreibung an andere bzw. „das System"

4. *Abnahme von*
   ... kognitiven Fähigkeiten, Motivation, Kreativität und Differenzierungsfähigkeit

5. *Abflachen ...*
   des emotionalen und sozialen Lebens und kognitiver Interessen

6. *Psychosomatische Reaktionen:*
   Spannung, Schmerzen, Schlafstörungen, keine Erholung in der Freizeit mehr möglich, veränderte Essgewohnheiten, Substanzgebrauch

7. *Depression und Verzweiflung*
   Gefühl von Sinnlosigkeit, negative Lebenseinstellung, existenzielle Verzweiflung, Suizidgedanken oder -absichten

Nach Burisch, 2005; Shirom et al. 2005

Abb.: In der fortgeschrittenen Phase des Burn-out-Prozesses gibt es bereits grosse Überlappungen mit der Depression

Literaturverzeichnis:

Burisch, M (2005): Das Burnout-Syndrom. Theorie der inneren Erschöpfung.
Berlin und Heidelberg: Springer
http://neurologie-psychiatrie.universimed.com/artikel/Burnout-syndrom-diagnose-und-therapie-der-klinischen-praxis [28.10.2013]

DAK Presse Server (28.1.2003): Machen Pflegeberufe psychisch Krank?

Die Welt (2012): Sport und gute Chefs – was bei Burnout hilft. 6.7.12
http://www.welt.de/gesundheit/psychologie/article107923314/Sport-und-gute-Chefs-was-bei-Burnout-hilft.html

Dorsch (2004): Psychologisches Wörterbuch. Bern, Göttingen, Toronto, Seattle: Verlag Hans Huber

experto.de: (2009) Durch Mobbing zum Burnout-Syndrom: Schützen Sie sich!
http://www.experto.de/b2c/bildung-karriere/arbeit-beruf/durch-mobbing-zum-burnout-syndrom-schuetzen-sie-sich.html [25.10.2013]

http://www.presse.dak.de/ps.nsf/Show/56A8699014FE5E13C1256CBB00540DA1/$File/030128_Psych.Pflegeberufe_I.pdf [24.10.2013]

Knorr, M.; Lay, W. (2011): Arbeitsgestaltung in der Pflege. Studienbrief 4: Stress und Burnout. Studienbrief der HFH Hamburger Fern-Hochschule

Mat Schatz (5.2012): Belastungen im Pflegeberuf – Die „Krankenschwester" als potentieller Patient.
http://www.rudolfinerhaus.at/fileadmin/media/5_Pflegebildung/Schule/FBA/Schatz_Margit_2010.pdf [26.10.2013]

Meschkutat, B.; Stackelbeck, M.; Langehoff, G.; (2002) „Der Mobbing Report".
Bundesanstalt für Arbeitsschutz und Arbeitsmedizin.

Prof. Dr. Ulrike Hellert (2008): „Praxis der Nacht- und Schichtplangestaltung: Mit
Ernährungsempfehlung von Wolfgang Sichert- Hellert." Lrr-Verlag

Schriftenreihe der Bundesarbeit Steil für Arbeitsschutz und Arbeitsmedizin. Der
Mobbingreport. Eine Repräsentativstudie für die Bundesrepublik Deutschland.

Spiegel online (02.04.2012): Mobbing am Arbeitsplatz Du Opfer.
http://www.spiegel.de/karriere/berufsleben/was-tun-gegen-mobbing-am-
arbeitsplatz-a-824793.html [26.10.2013]

Spiegel online (02.04.2012): Mobbing am Arbeitsplatz Du Opfer.
http://www.spiegel.de/karriere/berufsleben/was-tun-gegen-mobbing-am-
arbeitsplatz-a-824793.html [26.10.2013]

Abbildungsverzeichnis: